宝宝看图识穴位

主编　常小荣　刘迈兰　邵渝

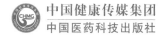

中国健康传媒集团

中国医药科技出版社

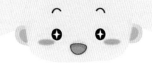

编委会

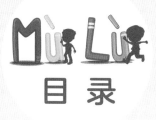

目 录

头面篇

1

上肢篇

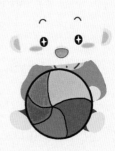

下肢篇

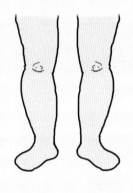

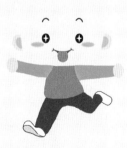

胸腹篇

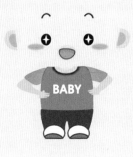

头面篇

百会 bǎi huì

百会穴，在头顶，
灸一灸，宁心神，
睡得香。

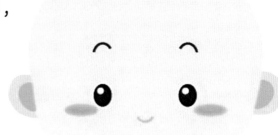

百会穴位置

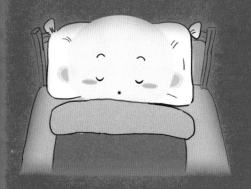

宝宝安稳睡觉

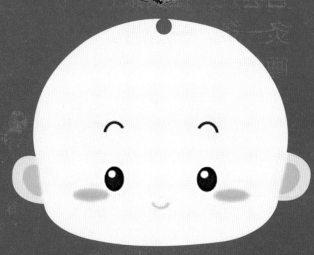

 灸百会穴

3

头维 tóu wéi

头维穴，头顶侧，
揉一揉，头痛消。

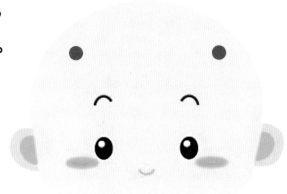

头维穴位置

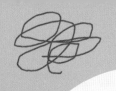

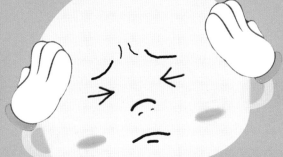

宝宝头痛

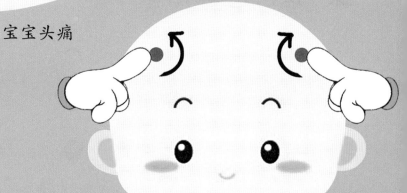

 揉头维穴

阳白 yáng bái

阳白穴，眉毛上，
揉一揉，风热感冒病可消。

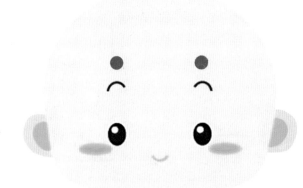

阳白穴位置

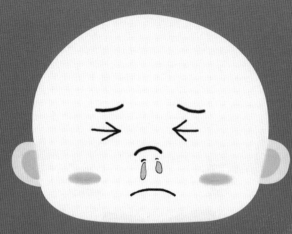

宝宝流鼻涕

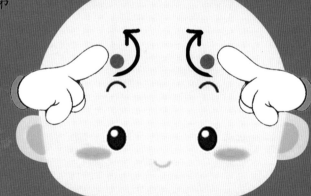

 揉一揉阳白穴

7

印堂 yìn táng

印堂穴，在眉心，
按一按，益智安神睡得香。

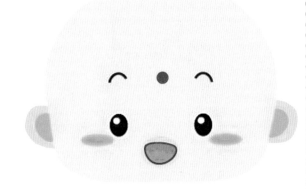

印堂穴位置

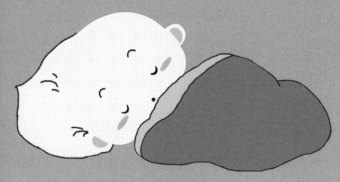

宝宝酣睡

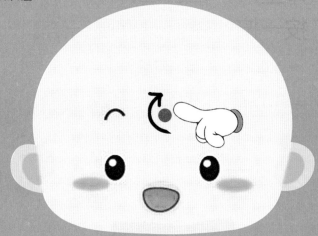

 按一按印堂穴

9

太阳 tài yáng

太阳穴，头两侧，
揉一揉，缓解头痛不哭闹。

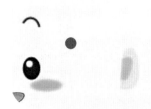
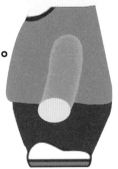

太阳穴位置

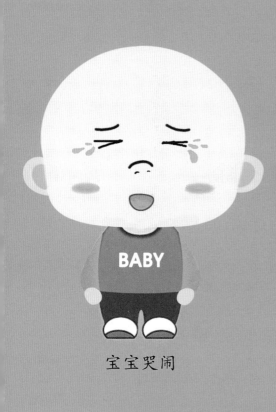

宝宝哭闹

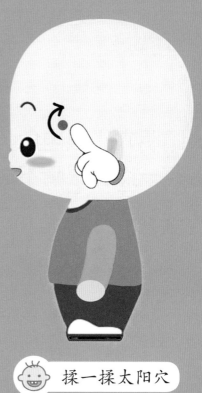

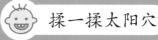 揉一揉太阳穴

睛明
jīng míng

睛明穴，眼内角，
点一点，眼睛不酸近视除。

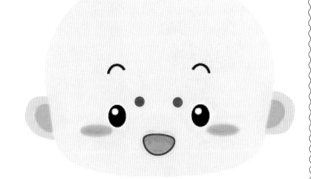

睛明穴位置

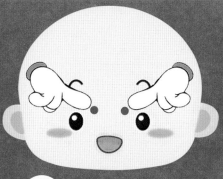

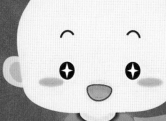 点一点睛明穴

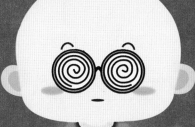

宝宝戴眼镜

 BABY

宝宝丢掉眼镜

13

承浆
chéng jiāng

承浆穴，在下巴，
捏一捏，牙龈不肿笑开颜。

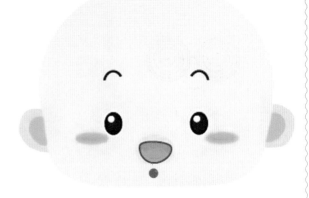

承浆穴位置

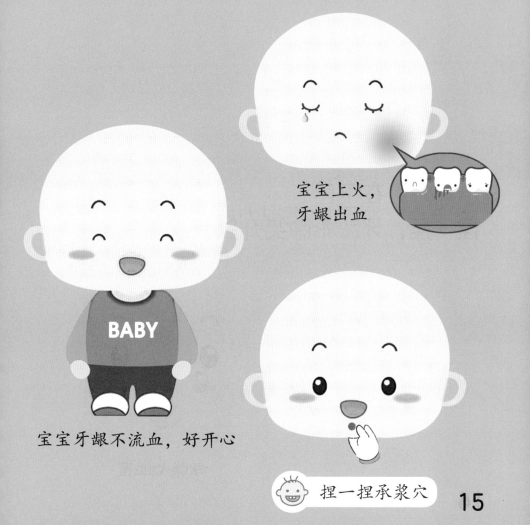

宝宝上火，
牙龈出血

宝宝牙龈不流血，好开心

捏一捏承浆穴

15

四白 sì bái

四白穴，颧骨内，
点一点，眼睛明亮视力好。

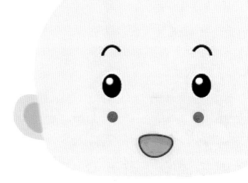

四白穴位置

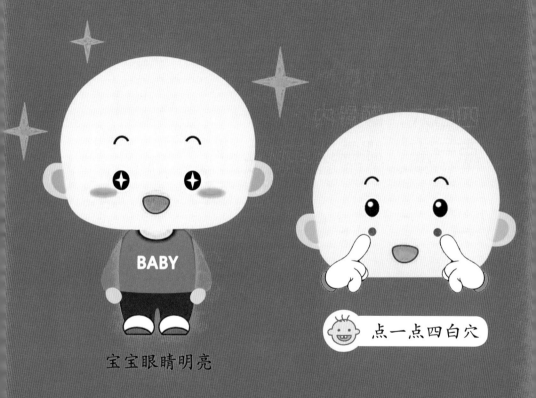

宝宝眼睛明亮

点一点四白穴

迎香 yíng xiāng

迎香穴，鼻翼旁，
揉一揉，鼻子通畅吃饭香。

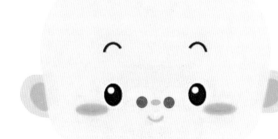

迎香穴位置

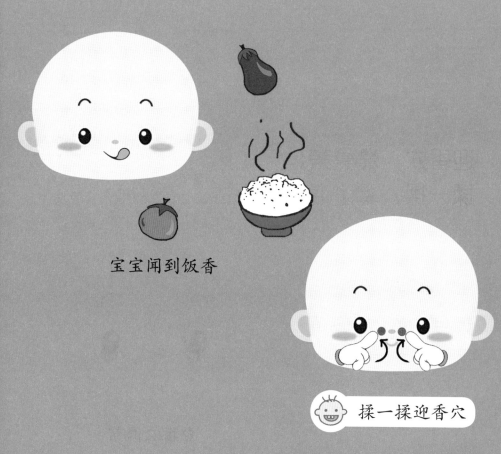

宝宝闻到饭香

揉一揉迎香穴

素髎 sù liáo

素髎穴，鼻头上，
摩一摩，清热降火止鼻血。

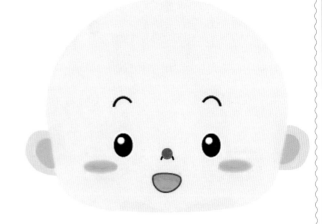

素髎穴位置

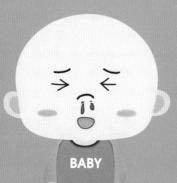

宝宝上火，流鼻血

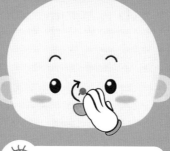

 摩一摩素髎穴

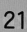

宝宝不流鼻血，好开心

21

人中
rén zhōng

人中穴，唇沟中，
向上掐，开窍镇惊急救用。

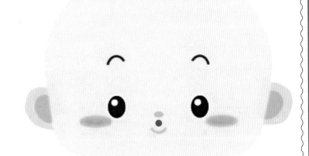

人中穴位置

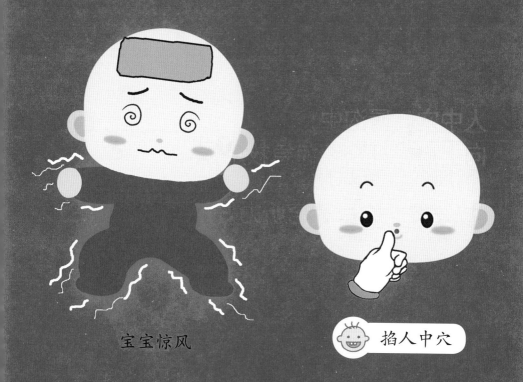

宝宝惊风

掐人中穴

翳风 yì fēng

翳风穴，耳垂后，
按一按，聪耳利窍听力好。

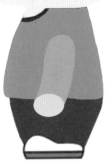

翳风穴位置

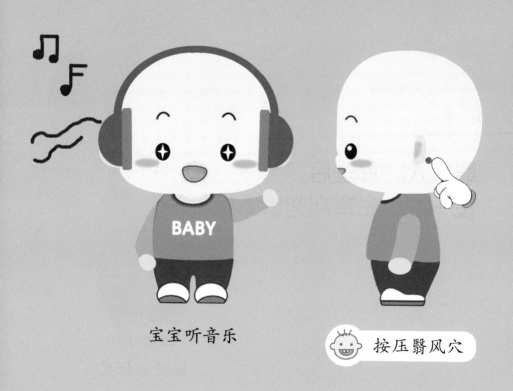

宝宝听音乐

按压翳风穴

风池 fēng chí

风池穴，枕骨下，
揉一揉，祛风解表治感冒。

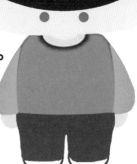

风池穴位置

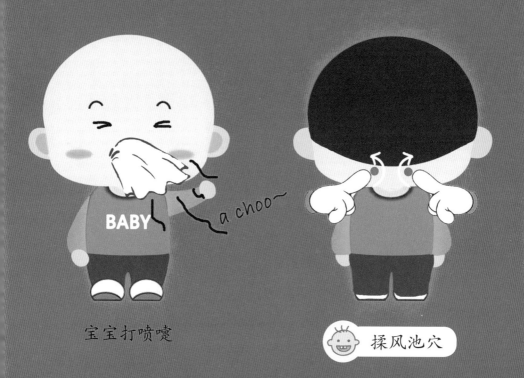

宝宝打喷嚏

揉风池穴

上肢篇

四缝 sì fèng

四缝穴，在指中，
刺一刺，专治厌食不吃饭。

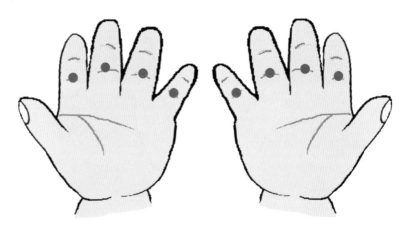

四缝穴位置

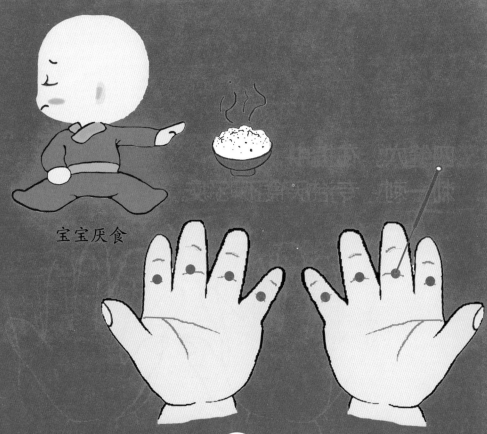

宝宝厌食

 针刺四缝穴

31

十宣 shí xuān

十宣穴，在指尖，
掐一掐，清热降温保平安。

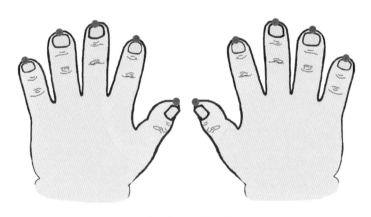

十宣穴位置

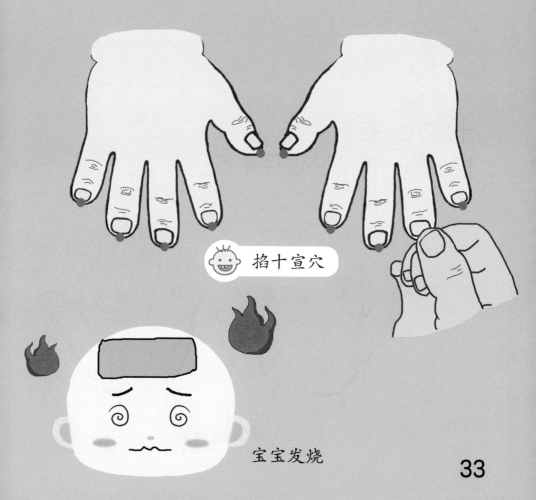

掐十宣穴

宝宝发烧

劳宫 láo gōng

劳宫穴，在掌中，
揉一揉，健胃消食五脏安。

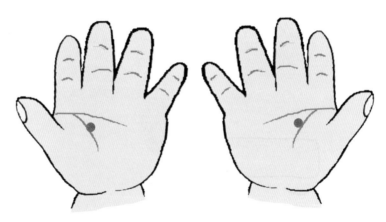

劳宫穴位置

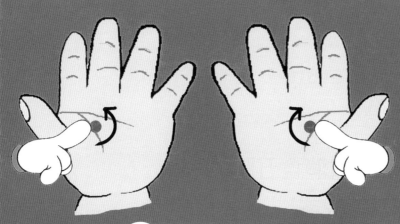

 揉一揉劳宫穴

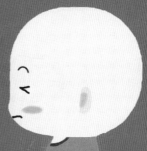

宝宝肚子胀

35

左端正

zuǒ duān zhèng

左端正，在指头，
揉一揉，止腹泻。

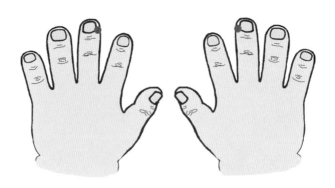

左端正穴位置

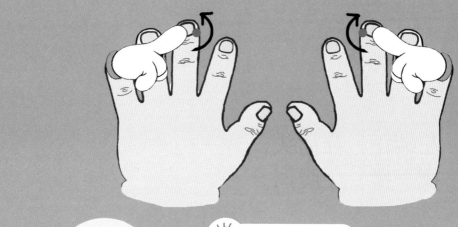

 揉左端正穴

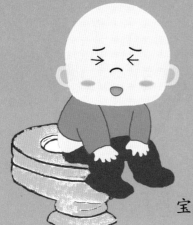

宝宝腹泻

37

右端正
yòu duān zhèng

右端正，中指上，
掐掐揉揉止鼻血。

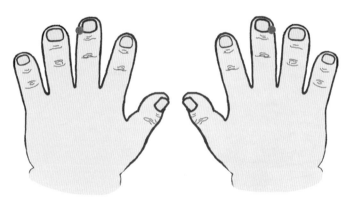

右端正穴位置

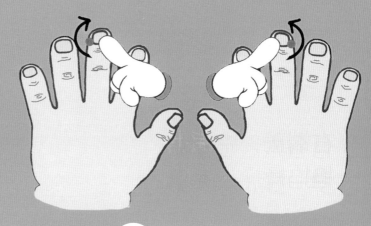

 揉右端正穴

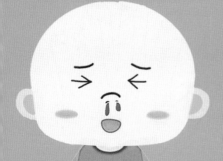

宝宝流鼻血

合谷 hé gǔ

合谷穴，在手背，
揉一揉，大便通。

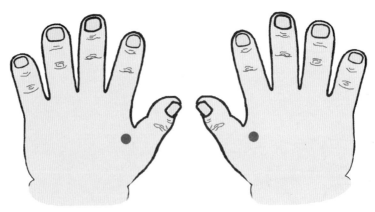

合谷穴位置

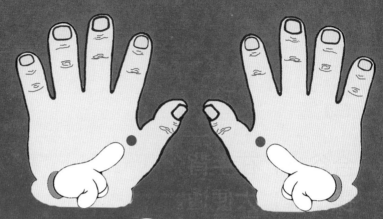

 揉合谷穴

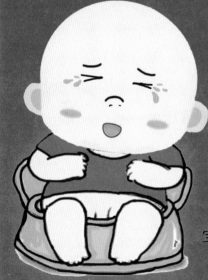

宝宝便秘

41

曲池 qǔ chí

曲池穴，在肘中，
按一按，刮一刮，
发热湿疹全靠它。

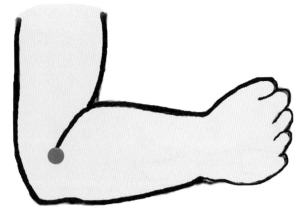

曲池穴位置

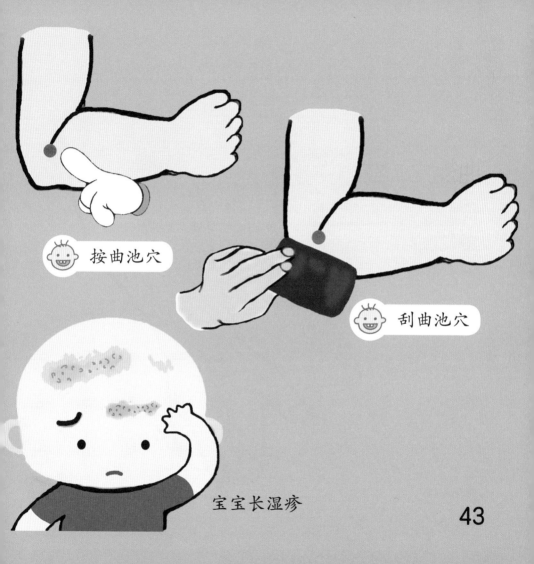

按曲池穴

刮曲池穴

宝宝长湿疹

尺泽 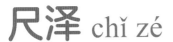 chǐ zé

尺泽穴，在肘中，
揉一揉，热退鼻塞通。

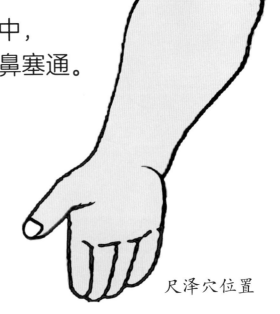

尺泽穴位置

44

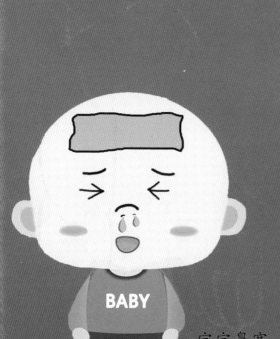

宝宝鼻塞

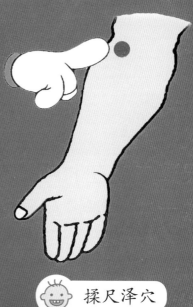

 揉尺泽穴

小海
xiǎo hǎi

小海穴，
肘尖端，
揉一揉，
肘臂麻木全消失。

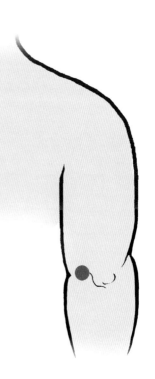

小海穴位置

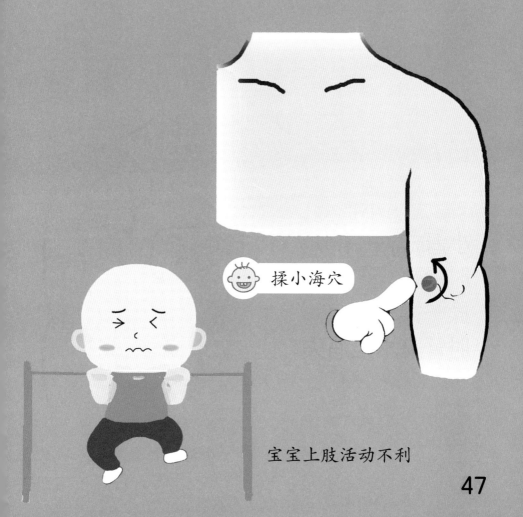

揉小海穴

宝宝上肢活动不利

47

后溪 hòu xī

后溪穴，小指侧，
握拳捶捶利小便。

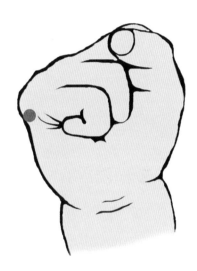

后溪穴位置

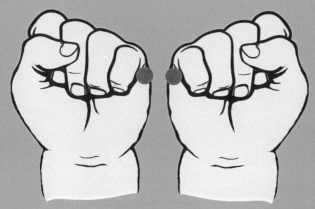

 握拳捶捶后溪穴

宝宝小便通利

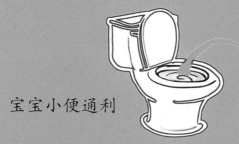

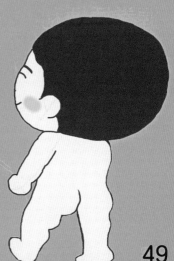

小天心

xiǎo tiān xīn

小天心，手掌根，
按一按，睡安稳。

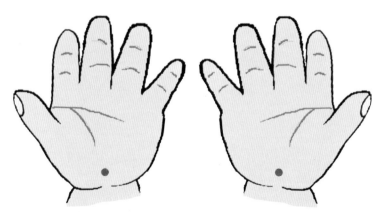

小天心穴位置

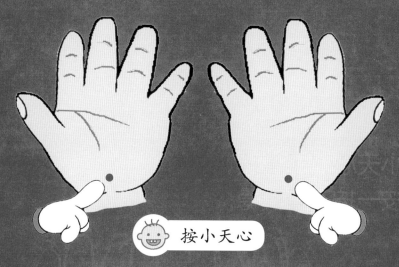

按小天心

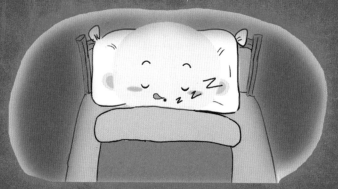

宝宝晚上安静入睡

板门 bǎn mén

板门穴，手掌上，
推推揉揉喝奶香。

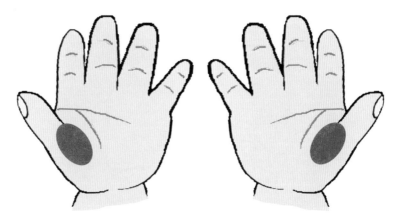

板门穴位置

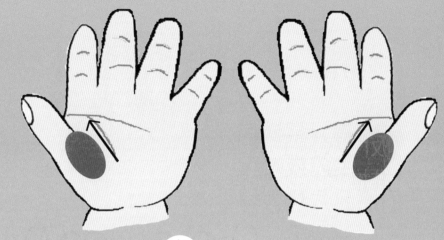

 推板门穴

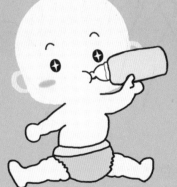

宝宝喝奶

53

总筋 zǒng jīn

总筋穴，掌横纹，
口舌生疮夜啼哭，
掐掐此穴疗效好。

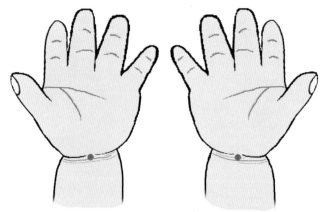

总筋穴位置

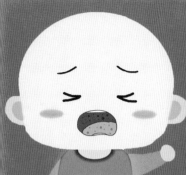

宝宝咧舌头

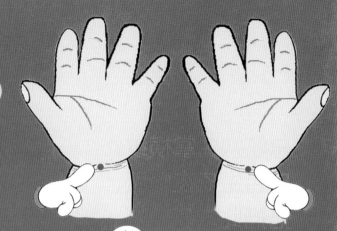

 掐总筋穴

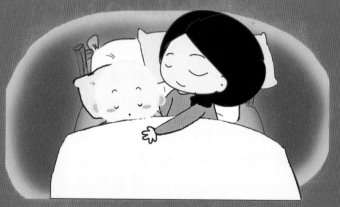

妈妈抱宝宝夜晚安静入睡

55

内关 nèi guān

内关穴，前臂上，点揉之，
胃痛呕吐即可治。

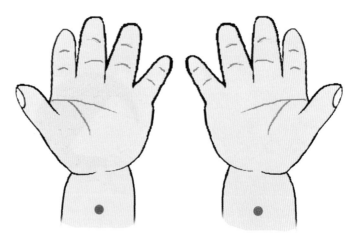

内关穴位置

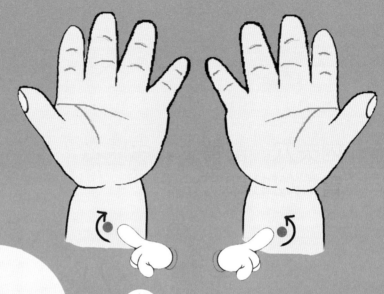

点揉内关穴

宝宝呕吐

一窝风
yī wō fēng

一窝风，手背根，揉一揉，
散寒行气腹痛消。

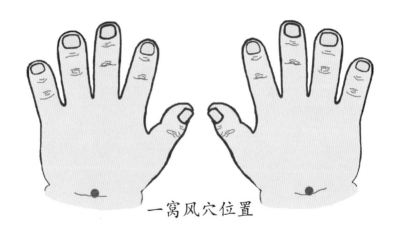

一窝风穴位置

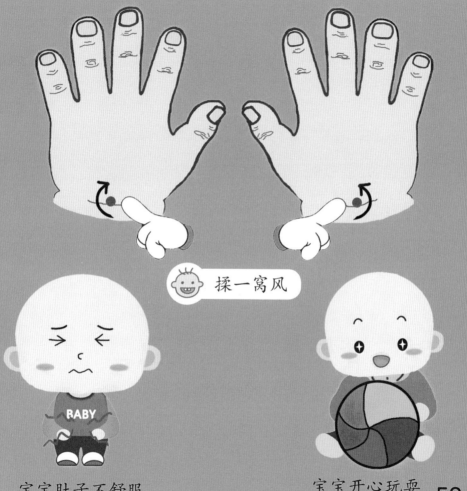

揉一窝风

宝宝肚子不舒服

宝宝开心玩耍

59

下肢篇

血海 xuè hǎi

血海穴，膝盖上，
揉一揉，
气血调和身不痒。

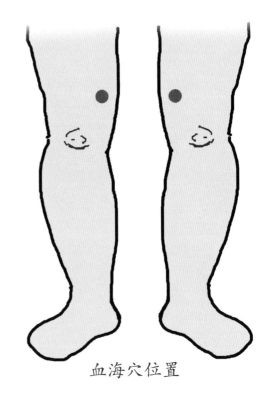

血海穴位置

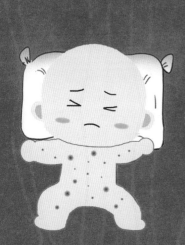

宝宝生疮

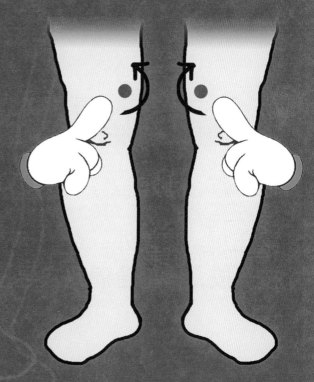

 按揉血海穴

梁丘 liáng qiū

梁丘穴，膝盖外，
按一按，胃部急痛此穴寻。

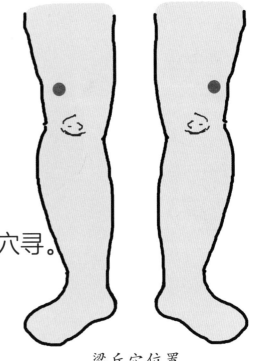

梁丘穴位置

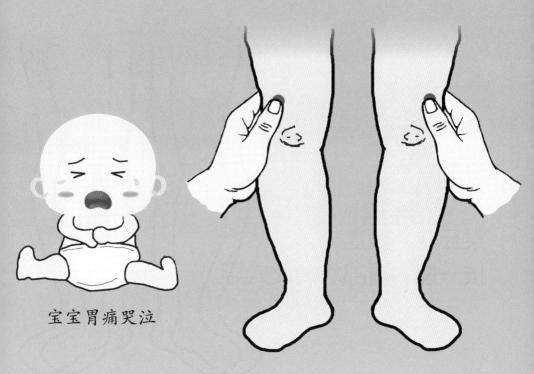

宝宝胃痛哭泣

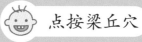
点按梁丘穴

膝眼 xī yǎn

膝眼穴，膝两侧，
点点按按除膝疾。

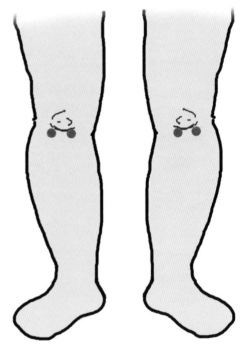

膝眼穴位置

66

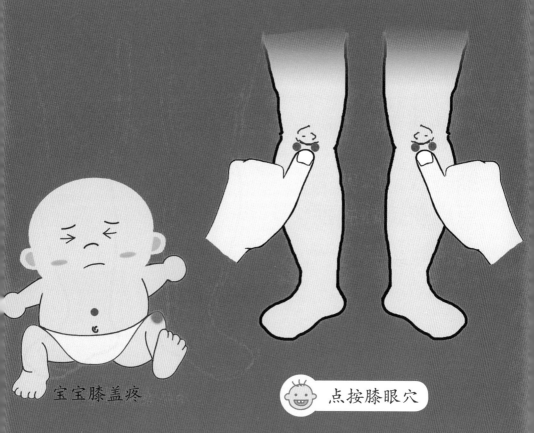

宝宝膝盖疼

点按膝眼穴

阳陵泉
yáng líng quán

阳陵泉，膝外下，
常按此穴通筋骨，
能跑能跳笑开怀。

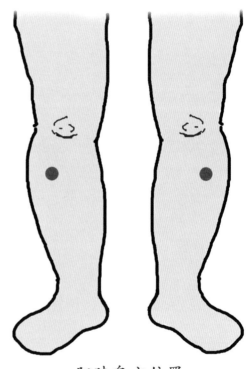

阳陵泉穴位置

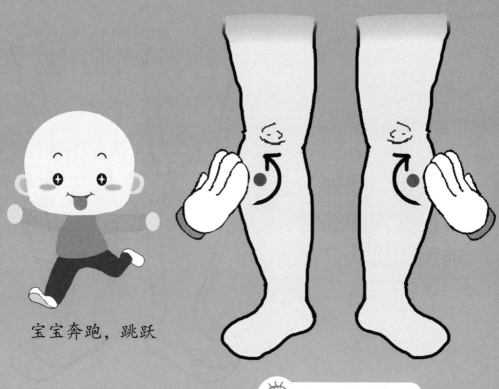

宝宝奔跑，跳跃

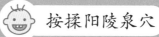 按揉阳陵泉穴

阴陵泉
yīn líng quán

阴陵泉，膝内下，
按一按，驱暑湿。

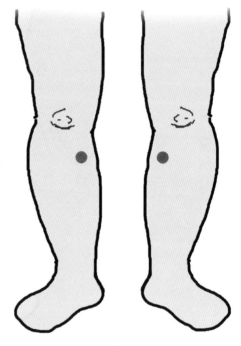

阴陵泉穴位置

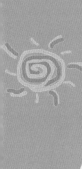

我不吃—

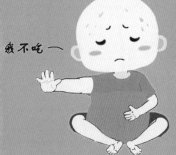

宝宝厌食

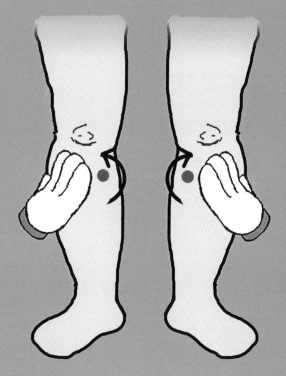

 按揉阴陵泉穴

足三里
zú sān lǐ

足三里，膝外下，
揉一揉，胃肠好。

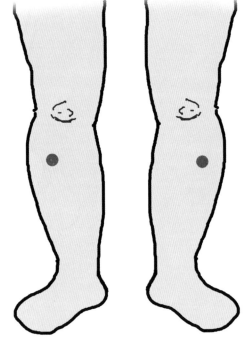

足三里穴位置

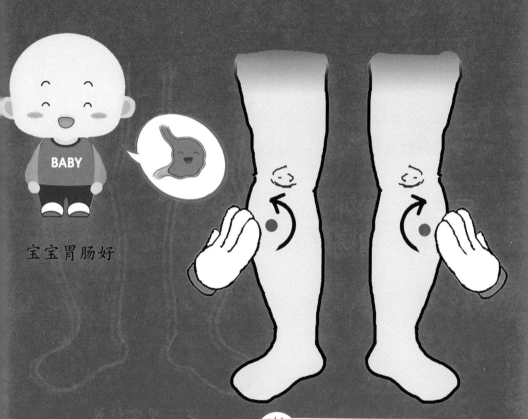

宝宝胃肠好

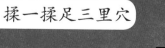

揉一揉足三里穴

73

丰隆 fēng lóng

丰隆穴，小腿外，
揉一揉，治咳嗽。

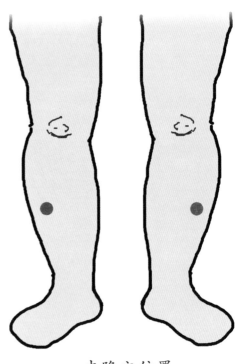

丰隆穴位置

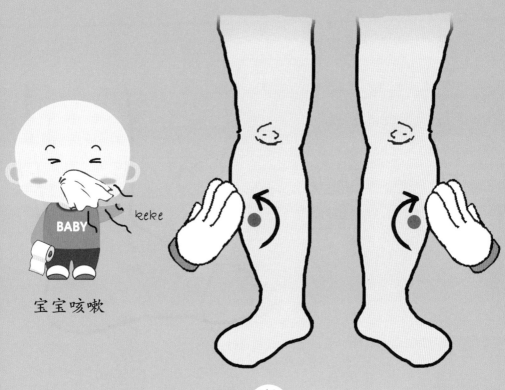

宝宝咳嗽

揉一揉丰隆穴

三阴交
sān yīn jiāo

三阴交，小腿内，
揉一揉，脾胃佳。

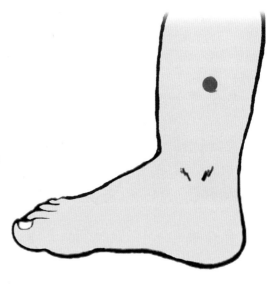

三阴交穴位置

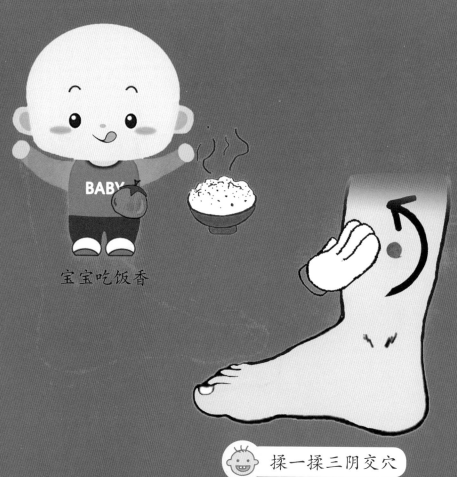

宝宝吃饭香

揉一揉三阴交穴

解溪 jiě xī

解溪穴，鞋带处，
揉一揉，腹胀消。

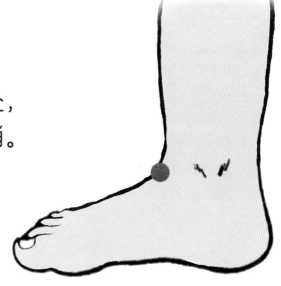

解溪穴位置

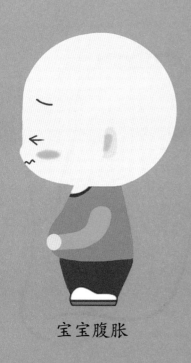

宝宝腹胀

揉一揉解溪穴

涌泉 yǒng quán

涌泉穴，在足底，
揉一揉，遗尿灵。

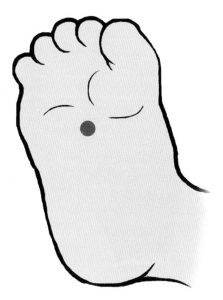

涌泉穴位置

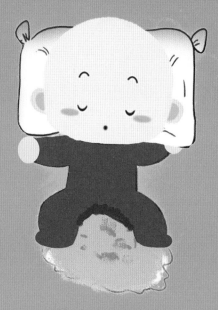

宝宝遗尿

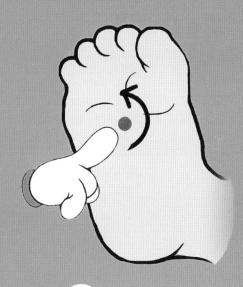

揉一揉涌泉穴

胸腹篇

中府 zhōng fǔ

中府穴，锁骨下，
揉一揉，呼吸顺畅不咳嗽。

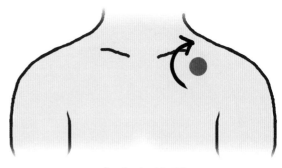

中府穴位置

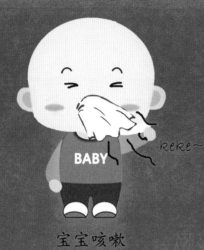

宝宝咳嗽

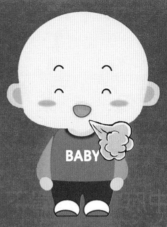

宝宝呼吸通畅

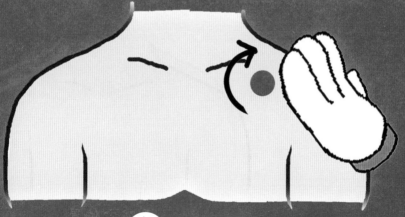

 揉中府穴

天突 tiān tū

天突穴，喉咙下，
按一按，排痰止嗝好帮手。

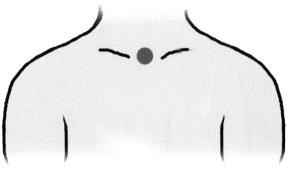

天突穴位置

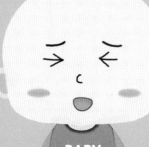

嗝!

宝宝打嗝

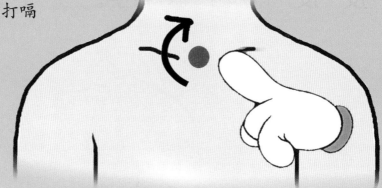

 按揉天突穴

膻中 dàn zhōng

膻中穴，胸正中，
揉一揉，气顺咳嗽不再有。

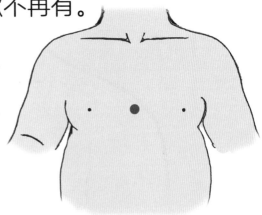

膻中穴位置

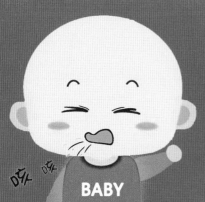

宝宝咳嗽

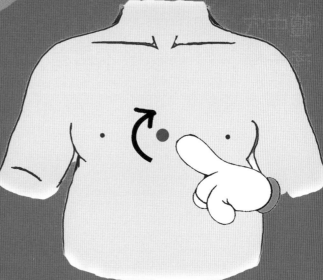

 按揉膻中穴

中脘 zhōng wǎn

中脘穴，上腹部，
揉一揉，肚子不胀消化好。

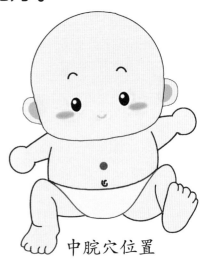

中脘穴位置

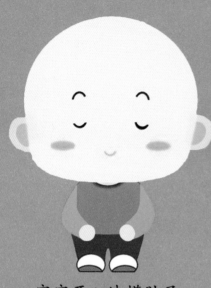

宝宝开心地摸肚子

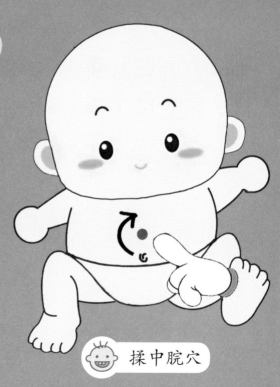

揉中脘穴

91

神阙 shén què

神阙穴，在肚脐，
灸一灸，肚子暖暖腹泻停。

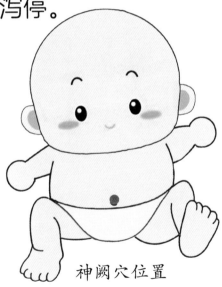

神阙穴位置

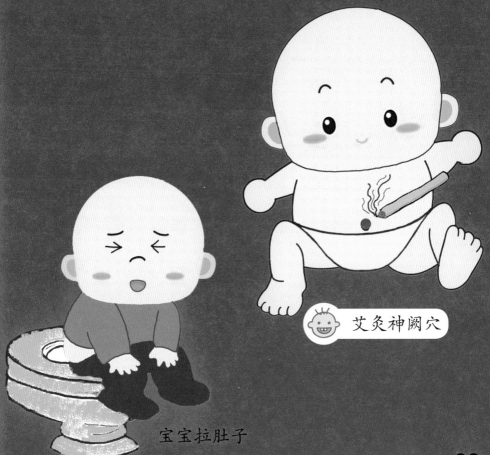

艾灸神阙穴

宝宝拉肚子

关元 guān yuán

关元穴，肚脐下，
灸一灸，长得壮。

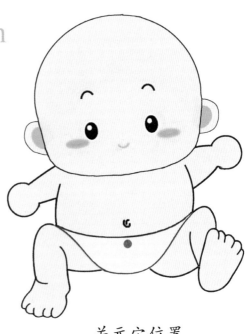

关元穴位置

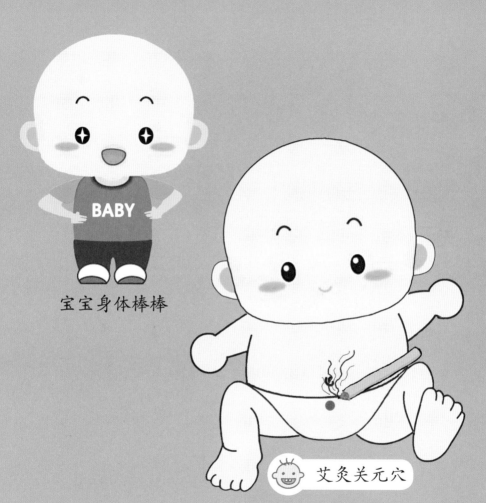

宝宝身体棒棒

艾灸关元穴

气海 qì hǎi

气海穴，在小腹，
揉一揉，底气充足爱唱歌。

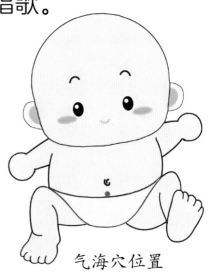

气海穴位置

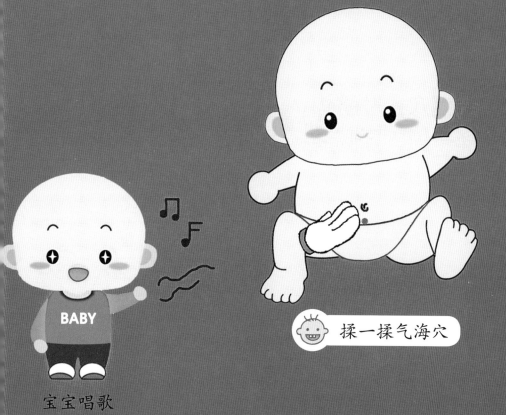

宝宝唱歌

揉一揉气海穴

天枢 tiān shū

天枢穴，肚脐边，
揉一揉，胃肠通畅大便爽。

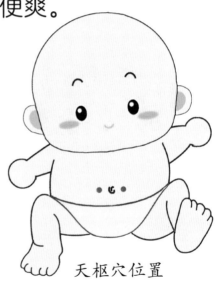

天枢穴位置

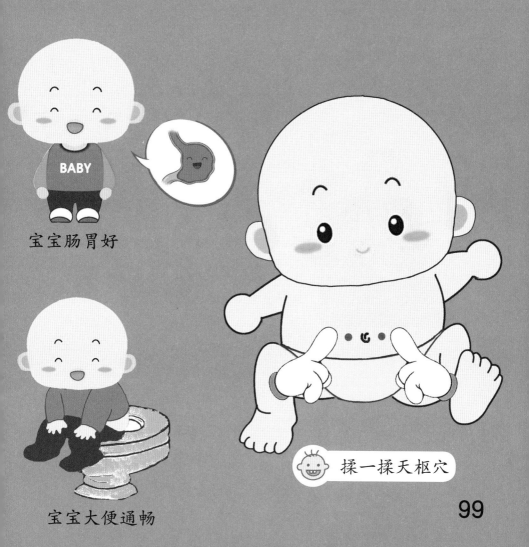

宝宝肠胃好

宝宝大便通畅

揉一揉天枢穴

99

作者简介

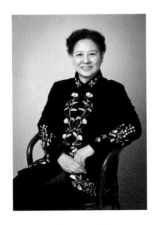

常小荣

二级教授，博士生导师，国家"万人计划"教学名师，全国中医药高等学校教学名师，全国优秀科技工作者，湖南省教学名师，全国第五批、第六批名老中医学术经验继承人指导老师，湖南省医学学科领军人才。现任湖南中医药大学省级重点学科学术带头人、国家级中医技能实验教学中心主任、国家中医药管理局经穴－脏腑相关重点研究室主任。兼任湖南省针灸学会会长、中国针灸学会常务理事、中国针灸学会治未病专业委员会、循证针灸学专业委员会与灸法专业委员会副主任委员。

近五年主持国家自然科学基金课题 5 项，主持国家 973 计划课题 3 项，部省级课题 8 项。获得国家科技进步二等奖 1 项，国家教育部科技进步一等奖 1 项、二等奖 2 项，湖南省自然科学二等奖 1 项，湖南省科技进步二等奖 1 项、三等奖 5 项，国家教育部自然科学奖二等奖 1 项，中华中医药学会科技进步二等奖 2 项，中国针灸学会科技进步二等奖 2 项，湖南省教学成果一等奖 1 项、二等奖 2 项。发表学术论文 200 余篇，被 SCI 收录 15 篇，主编国家级规划教材 4 部，参编国家规划教材 18 部，主编著作 20 余部，其中《手到病能除——二十四节气经络腧穴养生》和《图解小儿推拿保健》均获得湖南省科普著作奖。

内 容 提 要

　　《宝宝看图识穴位》为一四色绘本，包括头面篇、上肢篇、下肢篇和胸腹篇，讲述给小宝宝按摩常用的头面、上肢、下肢和胸腹部穴位以治病、保健，绘本以小方歌形式，配以图画，趣味与实用性兼备，方便爸爸、妈妈学习操作。

图书在版编目（CIP）数据

　　宝宝看图识穴位 / 常小荣，刘迈兰，邵渝主编—北京：中国医药科技出版社，2019.11

　　ISBN 978-7-5214-1348-9

　　Ⅰ．①宝…　Ⅱ．①常…②刘…③邵…　Ⅲ．①穴位—儿童读物

　　Ⅳ．① R224-49

　　中国版本图书馆 CIP 数据核字（2019）第 198974 号

美术编辑　陈君杞
版式设计　也　在

出版　**中国健康传媒集团** | 中国医药科技出版社
地址　北京市海淀区文慧园北路甲 22 号
邮编　100082
电话　发行：010 - 62227427　　邮购：010 - 62236938
网址　www.cmstp.com
规格　710 × 1000mm $\frac{1}{24}$
印张　$4\frac{1}{2}$
字数　20 千字
版次　2019 年 11 月第 1 版
印次　2019 年 11 月第 1 次印刷
印刷　北京盛通印刷股份有限公司
经销　全国各地新华书店
书号　ISBN 978-7-5214-1348-9
定价　**28.00 元**

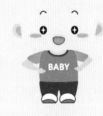

获取新书信息、投稿、为图书纠错，请扫码联系我们。